察颜观色
知健康

主编　黎敬波
　　　郭雨驰
　　　马　力
插画　郭雨驰

中国健康传媒集团
中国医药科技出版社

内 容 提 要

　　人们常说去医院看病，找医生看病，当然现在医院里的辅助检查、诊断设备越来越多，或使您对医生看病有些陌生了。但殊不知医生通过眼睛看病人的过程或更能获取重要信息。本书在中医望诊理论基础上，简单介绍了日常可用的望诊查病的方法，全书包括望面部及头颅五官、望舌、望身形与神态、常见病望诊先知和望诊辨体质五章，内容通俗易懂，并配手绘彩图，对广大中医爱好者学习中医知识大有裨益。

图书在版编目（CIP）数据

　　察颜观色知健康 / 黎敬波，郭雨驰，马力主编 . — 北京：中国医药科技出版社，2019.2

　　ISBN 978-7-5214-0400-5

　　Ⅰ . ①察… 　Ⅱ . ①黎… ②郭… ③马… 　Ⅲ . ①望诊（中医）　Ⅳ . ① R241.2

　　中国版本图书馆 CIP 数据核字（2018）第 198432 号

美术编辑　陈君杞
版式设计　也　在

出版　**中国健康传媒集团** | 中国医药科技出版社
地址　北京市海淀区文慧园北路甲 22 号
邮编　100082
电话　发行：010-62227427　　邮购：010-62236938
网址　www.cmstp.com
规格　880×1230mm $\frac{1}{32}$
印张　2 $\frac{7}{8}$
字数　54 千字
版次　2019 年 2 月第 1 版
印次　2019 年 2 月第 1 次印刷
印刷　北京盛通印刷股份有限公司
经销　全国各地新华书店
书号　ISBN 978-7-5214-0400-5
定价　**25.00 元**

编委会

主编　黎敬波　　郭雨驰　　马　力

编委　黎敬波　　郭雨驰　　马　力

　　　宋一男

插画　郭雨驰

前 言

　　中医诊断疾病靠的是望、闻、问、切四诊，对于有丰富经验的中医来说，甚至可以不需要西医学的检验、检查，就能凭四诊做出诊断，开具中药，并收到良好疗效，说明中医四诊理论有其内在规律，掌握这套方法是学中医的人必需的基本功，作为非中医，也没有精力、时间去系统学习的人们来说，怎样理解、掌握？也是有一些方法和途径的。为了普及中医基础知识，我们简单介绍一些望诊的内容，教您一些简单的方法，从观察自己及周围人的面部、形体等方面，来初步判断自己是否存在病变，或属寒，属热，属虚，属实，以及五脏的情况怎样等。

　　多年前，为了这个科普的心愿，某电视台的制作公司约我录制了一个视频，但这个视频的出版细节我全然不知，也没有得到所谓的知识产权。看到视频出版物之初，我有些生气，因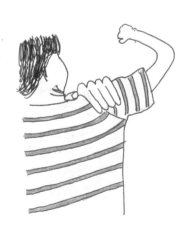为其中有一些内容不够严谨，应该进一步完善。之后我与中国医药科技出版社的编辑说起此事，得到了她与出版社领导的鼓励与支持，建议我将完善的文字内容授权出版，为此，我邀请研究生郭雨驰给文字配了插画，进一步斟酌编辑，将其制作成这本科普读物，希望对中医爱好者或中医学生学习中医诊断学有所帮助。

医学是严肃的科学，而看问题、看事物的眼光却常因人而异，所以，我希望大家尽量不要机械地对照，更不能光凭你自己的眼光去买药治疗。小病或许还可以通过自身经验处理，大病还是要看医生，以免延误病情。

黎敬波

2018 年 9 月

目录
CONTENTS

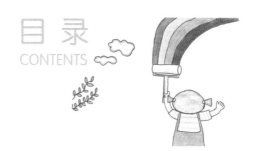

第一章
望面部及头颅五官

第五章

望诊辨体质

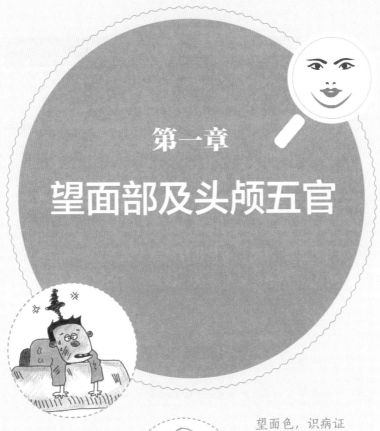

第一章

望面部及头颅五官

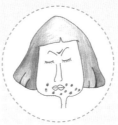

望面色，识病证
如何看面色
望色诊的注意事项
望色诊的临床应用
常见病证的面色
……

望面色，识病证

我们首先来介绍"望面色"。其实，面部望诊在国外也是有的，比如，图1是哥伦比亚的面部望诊图，我们从这个图中可以看到，他们也是把面部进行分区，而且分得非常细致，有内脏器官，左右都有；图2是法国人对面部的分区，这个也一样，上面对应着人的一些器官和组织。这两个图反映了不同的风格，哥伦比亚的这个面部望诊图，表现的是一种机械、严谨的划分方法；法国人对面部分区的这个图

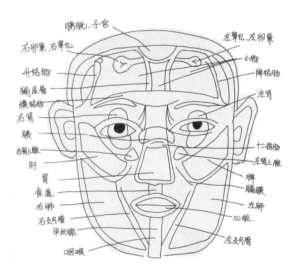

▲ 图1　哥伦比亚的面部望诊图

呢，似乎很浪漫。这些都反映了大家比较重视怎么通过面部来发现、了解一些疾病。我们再来看图3，这是日本诊断疾病的面相图，他们把人的面部形态分为5种，根据这5种不同的面部形态来判断所生的疾病。

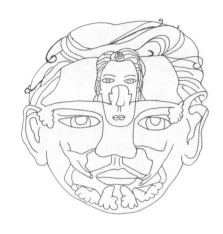

▲ 图2　法国人对面部的分区

所以，其实面部望诊的内容是非常丰富的，其中蕴含了很多的科学道理，我们还需要进一步的研究来揭示它。

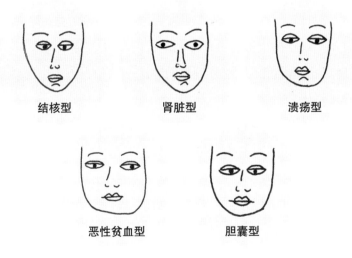

结核型　　　　肾脏型　　　　溃疡型

恶性贫血型　　胆囊型

▲ 图3　日本诊断疾病的面相图

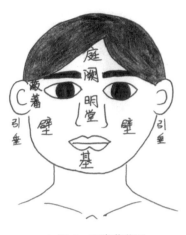

▲ 图4　明堂藩蔽图

中医诊断面色的方法起源于2500年前的《黄帝内经》，在《灵枢·五色》篇里，有一个"明堂藩蔽图"（图4），这个图把人体的面部划分为若干个区，古人把这些区比喻为一个建筑物，就像一幢房子一样，我们来详细看一看。房子有"地基"，对应在脸上就是下巴的部位，称为"基"；我们的面颊，在这张图上就是"壁"；耳前就是"藩蔽"；鼻子叫作"明堂"，这里代表的就是建筑物的中心，也就是现在农村里房子正中的那间，又叫作"堂屋"；在"明堂"之上、两眉心之间，称为"阙"；"阙"的上面，叫作"庭"；两耳称之为"引垂"。这便是对面部进行区域划分最早的方法，这种方法为中医的面部诊断奠定了基础。

同时，在《灵枢·五色》篇里，不但做了这样的划分，而且与五脏也联系起来。那么，与五脏是怎样联系的呢？比如，"基"和"壁"这个地方，也就是我们的下巴和面颊的下部，这一部分属于肾。比如，有的人在面颊这个部位长青春痘，这就应该考虑是肾的病证，如果是肾阴虚，我们就可以从滋补肾阴来治疗，当然这只是一个例子。

那么对其他部位是怎么划分的呢？比如眉心对应心，可

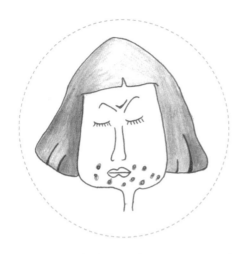

以诊断心的病证；额头对应肺，肺有病变，额头会有改变；鼻翼至颧骨下是小肠、大肠的部位，鼻子两侧的下部是大肠，鼻子两侧的上部是小肠，如果大便不通畅，这些地方就容易长痘痘；鼻唇沟的地方是"子处""膀胱"的位置，也就是说，看这个地方可以诊断子宫疾病和膀胱疾病，所以这个地方是诊断生殖、泌尿病的重要部位。

以上我们把面部望诊的内容给大家做了一个大概的介绍，下面说说鼻子，鼻子属于什么呢？鼻子属于脾胃，所以反映脾胃病。说个最简单的例子，生活中我们可以见到酒渣鼻，酒渣鼻就是因为喝酒喝得多，导致脾胃蕴生湿热，所以鼻头发红。鼻头上面是肝，肝的两侧是胆，肝的上面是心，心的上面是肺，肺的上面是咽喉，

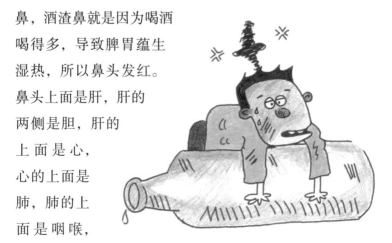

咽喉上面也就是庭的地方是首面。首面是什么意思呢？也就是可以诊断头面部的疾病。这种按部位划分的方法到现在都具有指导意义，虽然后世对其也有一些适当的补充和完善，但基本思想不变。所以我们可以通过看面部不同部位的变化来判断是哪一个脏腑的病变。

▶▶▶ 如何看面色 ◀◀◀

首先，我们应该明确的是，在中医辨色理论中有哪些颜色？中医依据五行理论，将面部颜色分为青、赤、黄、白、黑五种，中医辨别面部颜色就是基于这五色进行描述的；其次，我们说一下正常的面色，咱们中国人的正常面色可以用八个字来归纳：红黄隐隐，明润含蓄。咱们中国人是黄种人，所以红黄色是主色调，但是不能太红，也不能太黄，隐隐若现；另外，在面色里面，非常重要的是要明润，明润不是暴露，而是要隐含于内，这也是中医望诊里面非常讲究的要点。

当然，正常人的面色也会因体质的不同，以及遗传特性、季节等而有所不同。这有什么意义呢？比如有的人生下来就黑，那么他的面色当然就不是以红黄色调为主，所以，这也是正常的面色，只是说他的正常面色与遗传有关。

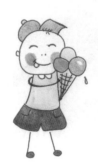

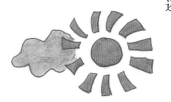

还有一些是与体质有关，何以见得呢？比如经常在室外工作的人，在烈日下工作，脸会晒得很黑，这也是正常的面色。那么，跟季节又有什么关系呢？其实一年四季，人的面色都在发生变化，人的面色变化不单与季节有关，有时候气候的剧烈变化，人的面色也会发生变化，如果我们留意，也是可以看得出来的。比如说，近梅雨季节了，天气比较潮湿，我们的脸色就会发黄一些；如果天气热了，我们的面色就会很红润；到了冬季，我们面色就会变得稍微黑一点，这些都属于正常的面色。

那应怎样判断一个人是否有病，患的是什么病呢？首先，通过面色诊病，要分辨它的善恶。中医认为，善色是光明润泽，也就是说无论这个病人生的什么病，面部的颜色怎么样，只要他的面色是光明润泽的，就都是好现象，也就是说即

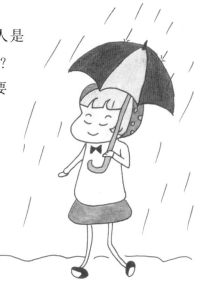

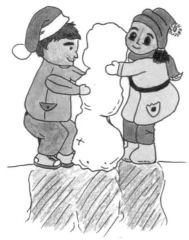

使他有病，病情也还不是很严重，预后良好。

那怎样才算是光明润泽呢？在《素问·脉要精微论》中有这样的描述："赤欲如白裹朱""白欲如鹅羽""青欲如苍璧之泽""黄欲如罗裹雄黄""黑欲如重漆色"。这些话说的意思是，人面色的善色应该表现为：赤色，应该像绸帛裹着朱砂，红润而不显露，就像我们常说的白里透红；白色，要像鹅的羽毛白而有光泽；青色，就应该像璧玉一样，是水润的；黄色，应该像是轻软而有疏孔的丝绸裹着雄黄一样，是柔亮的；黑色，就要像涂着厚厚的黑漆一样是有光泽的。如果面色出现了枯槁晦暗，就是没有光泽，无论它是什么颜色，都说明这个病比较严重。所以望面色，首先要看他面色是不是明亮、润泽，这是非常重要的。

其次，我们要分辨，它是什么样的面色。不同的面色，它所反映的机体情况也不一样。

面色白　它一般反映的是虚证、寒证，或者夺血、夺气，就是说白色的面色一般是气虚、血虚、阳虚，或者是寒证，这个便是白色的主病。

黄色一般主脾虚和湿盛。这又对应着什么样的病症呢？如果我们看到某个病人面色较黄，那么它可能脾胃比较虚弱，举个简单的例子，拉肚子拉到严重脱水的病人，这些病人看起来皮肤皱皱的，面色黄黄的，这就是脾胃虚弱的表现。

面色黄

还有一种情况是有湿，湿又分为寒湿和湿热两类，尤其是湿热蕴蒸，如黄疸病人，便是湿热蕴蒸，他们的面色是更典型的黄色了。

那么正常人面色会不会出现黄色呢？也会。比如前面我们说过，梅雨季节时人们的脸色会发黄，其实也是这个道理，是由于梅雨季节湿气比较重导致的。

面色红

红色主热证、虚阳上浮，总的来说，面部发红，一般是热证。像鼻头发红，是脾胃有热；若是面颊发红，那就是大小肠有热，或者是肾阴虚的阴虚生热；如果说额头发红，那就是肺有热，所以要结合面部的部位划分来看。热又分为实热和虚热，所谓实热是阳气亢盛导致的，而虚热则是阴津亏虚引起的，两者的主要鉴别点在于实热一般是满面通红，虚热则是两颧部发红，且阴虚发热的症状多出现在午后。

肺

脾胃有热

大小肠有热或肾阴虚

青色一般主寒，主痛，主气滞血瘀，主惊风。那么就是说我们看到病人的脸色发青，一般是寒证，或者是疼痛的疾病，或者是气滞血瘀证。气滞血瘀就是血液循环比较缓慢，或者有经脉阻塞的情况，那么这个时候我们会看到病人面色发青。

如果女性经常痛经且情绪不太好，时

面色青

好⋯好痛！

间长了之后就会导致气滞血瘀，这时我们看她的面色，就多为青色。

另外，有的孩子在高热时会出现鼻梁根部发青，并伴有身体的抽搐，这就是我们常说的小儿惊风。

面色黑

面色呈黑色者，一般主肾虚，主寒，主水饮，主血瘀。就是说如果我们看到病人的面色很黑，那这个病人就是肾虚，或者是一个虚寒证，或者是有水饮。有水饮是什么意思呢？比如说水肿的病人，这个时候我们会看到他面色黑。

同时面色黑也主血瘀，也就是指经脉运行不畅、气血流通受阻这样的疾病。这种病在临床上也是见得到的，比如说一些肾病的病人，就会出现水肿，同时我们看他的面色也是黑的，所以我们可以比较容易记住，黑色主肾虚和水饮。

主血瘀的例子也有，比如我们临床上有一种病，叫作再生障碍性贫血，患这种病的病人面色也是发黑的，这个病从中医辨证来讲，大多数也跟血瘀有关。

以上就是一些病理的面色，当我们看到时要

想到可能有一些机体功能的异常，或者是机体有一些病存在。

▶▶▶ 望色诊的注意事项 ◀◀◀

在面色的观察里，我们要注意有一些影响因素。首先，我们前面讲过因为工作的不同，面色会有一些区别，所以这样的面色我们不要把它误认为是病理的面色。其次，影响面色的还有生活习惯，比如在南方生活的人和在北方生活的人他们的面色是不一样的，这个我们也要注意。生活习惯对人的影响现在也比较普遍，比如女性喜欢化妆，这样也会影响面色。现在很多女性做美容，面部也经常漂白，这些都会影响面色。所以我们在看面色时要了解其生活习惯，当然，如果要看中医，最好不要化妆。

同时，我们也要注意非疾病因素对面色的影响，比如要注意情绪、季节和饮酒对面色的影响。大家现在都比较容易理解，情绪激动的时候，面部会发红，当然这个发红就不是反映热证了，这只是暂时性的变

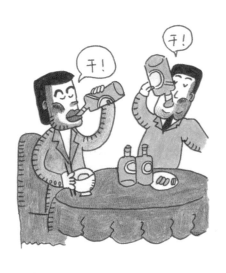

化。那么喝了酒以后，面色也会改变，这个也是正常的反应。我们前面也说过，季节的变化也会影响面色，夏季面色比较红，冬季面色偏黑，这也是正常的。

再比如说，有的人喜欢吃橘子或胡萝卜，吃得比较多时就会导致手掌、面部发黄，这也不能做病论，只要停止食用，这种黄色就会褪去，这是饮食对面色的影响。

另外一点要注意的是，我们看面色的时候要在自然光线下，因为面色还会受光线的影响，光线的强弱不同，我们看到的面色的色泽是不一样的。比如有的人把舌象拍摄下来，传给医生诊病，但因为光线问题，或拍摄设备的原因，往往会给人错觉，或看到与肉眼所见不同的舌象。所以，现在研究色诊也要考虑光源和成像设备的因素。

▶▶▶ 望色诊的应用 ◀◀◀

我们在生活中如何通过看面色来判断自己有没有病，或者看周围的人是不是有什么不正常呢？最好的办法就是自我比较。什么意思呢？就是说如果觉得自己现在的面色有这样、那样的改变，就要看一看过去的自己是不是也是这样的。所以如果想要自己通过面色判断是否健康，就要长时间留意自己的面色变化，不能够只看一两次就怀疑自己有什么病，这样是不准确的。

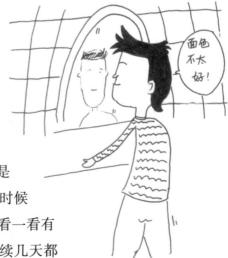

那么，要怎么比较多地留意自己的面色变化呢？有一个小小的办法，就是每天早上洗脸刷牙的时候看一眼自己的面色，看一看有什么变化，如果说连续几天都

发现自己的面色有点不对劲，这个时候就需要引起注意了。

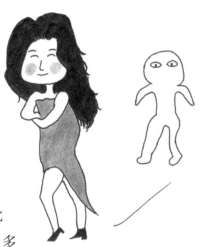

另外一种方法就是自己与他人比较，如果你认为自己的面色不正常，那么你可以和周围的人对比一下，如果都是差不多的，应该是没有病的。有时我们也会发现自己身边的亲人、同事、朋友等面色不太正常，这时通常的情况是他（她）的面色和一般人不一样，和自己也不一样，和他（她）自己以前的面色也不一样，这往往就是病色的表现，需要提醒他（她）注意。

⏵⏵⏵ 常见病证的面色 ⏴⏴⏴

下面向大家介绍几种常见病证的面色情况。首先，给大家介绍一种叫作气滞血瘀的病证。气滞血瘀是一种临床常见的病证，这种病的面部特征就是面色比较泛青，青黑色、青紫色较多。而气滞血瘀证又可以见于很多种病，比如冠心病、脑血管病、血液病等。

另外一个常见的证候就是前面提到过的阴虚证，阴虚证在临床上也比较多，它的面色特点是面部比较红，尤其有一

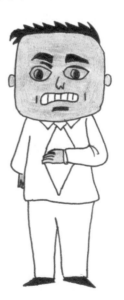

些病人不是整天红，而是到下午才红，这就是与阴虚有关。面色红说明有热证，包括实热证和虚热证（阴虚就是虚热）。

另外，给大家介绍几种心脏病的面色情况。心脏病的面色情况有几种，一种是两颧发红，这种面色多见于心脏二尖瓣病变，这种情况西医叫作二尖瓣面容，中医叫作虚阳浮越，中医认为是一种阳虚的面色。这种红色就不是热证了，这时病人可能还有些面色发青、口唇紫绀等。

心脏病还有一种常见面色是紫暗、青紫，即前面说过的气滞血瘀证。如果心阳虚，面色也会发黑，或者显苍白、灰黑，这种情况多见于心功能不全、心力衰竭的病人。

其次，肝病病人的面色一般是偏黄色的，比如出现黄疸时，不但面色黄，而且眼睛黄，全身皮肤都黄，尿也黄；肝病病人也可以见到青紫的面色，也是气滞血瘀证。

还有脾病的面色也是偏黄，或白而浮，脾虚、不运化可见面色黄；脾气弱，生化乏源，或水湿内停，则面色白而浮；脾胃湿热，脾不运化，也见面色黄，但一般黄得有光泽；如果长期脾虚，最常见的面色是萎黄，就是缺乏光泽。

肺病的面色也有一定特点，肺对应白色，肺气虚则面色白，但很多肺病也会兼见其他面色，比如肺阴虚面色可以兼见颧红，而慢性肺病的面色可以是紫红色，因为肺气膹郁，气血瘀滞，所以面色青紫。肺热，则面色红；肺有风水，则见面浮肿。

肾病的面色特征我们前面讲过是偏黑色，无论肾阴虚或肾阳虚，都可以见到黑色，但肾阴虚或兼见面潮红，肾阳虚则兼见面色灰暗，或㿠白。这些都是常见的面色。

还有一些面色，虽然见得不多但很重要，中医称为面色㿠白，即比正常人的面色白，而且略带青灰，当然，这是在不化妆、也没做美容的情况下，这种情况往往提示血虚或阳虚，会见于慢性出血的病，这种面色要引起警惕，像一些消化道肿瘤慢性失血，就会有这样的面色表现。

望头部

望头部首先看头形，其次看面容、五官和头发。头形包括头的大小、方或圆，婴儿还要看囟门的闭合情况。其次，我们可以通过面容来诊断疾病。面容怎么看呢？我们要看面容是不是对称的、是不是自然的，如果有的人突然出现颜面不是很对称，这个时候就要注意了。比如面瘫和中风就多见口角向一边歪斜，所以出现这个症状往往是中风或面瘫的先兆，这时候可以通过喝水和吹气来验证，往往面神经麻痹的时候，喝水水会流出来，吃饭的时候也会感觉不方便，鼓起腮来吹气的时候会漏气，这就是通过面容来判断疾病。

很多人比较关心头发，头发白比较多见，有的人则是头发脱落。中医认为头发与肾有关，看头发，首先要看

头发的光泽度，头发润泽为

正常；头发枯槁为血虚

或肾阴虚，当然肾阴

虚还表现为脱发

和头发早白，这

些都是我们可以

看得到的。此

外，头发还与脾

胃或者肺的热证有

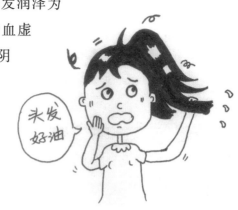

关，如果说是头发油脂比较多，中医认为它与肺、胃有热有关，或者是肾阴虚、阴虚火旺；如果头发大片脱落，中医认为这是血虚生风，或者是瘀血阻滞，所以治疗的时候要养血或者活血。如果是血虚，可以吃人参养荣丸，如果是瘀血，可以服桃红四物汤（月经量多者不宜服，经期停服）。

除了看头发以外，再看头皮屑是否多，面部五官是否端正，面部是否有痤疮、色斑等，都需要观察。

头屑多、头发油腻多提示阴虚湿热，头屑多、不油腻多为阴血亏虚、血燥生风。面部有小黑斑点多为瘀血表现，女性黄褐斑提示气血亏虚，或肾气虚。

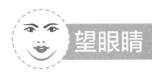 **望眼睛**

看眼睛，可以把眼睛分为若干个区，不同的区分属不同脏腑，中医称为五轮学说（图5），包括：胞睑——肉轮（脾），目眦——血轮（心），白睛——气轮（肺），黑睛——风轮（肝），瞳仁——水轮（肾）。

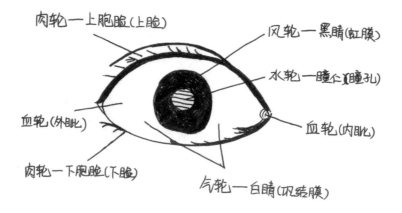

▲ 图5　五轮学说

通过看眼不同部位颜色的改变，可以判断病变在何脏腑。比如目眦红，是有心火；白睛红，是肺经有火；胞睑色淡，是脾虚、血少；黑睛充血，是有肝火，等等。此外，还可以看眼圈，尤其是下眼睑颜色黯黑，往往说明是肾虚证，或者是水饮停聚，这样的症状在肾病病人中可以见得到，在一些长期失眠的病人中也可以见到。当然，长期失眠的病人，是因为长期的精神内耗导致肾精和气血亏虚，所以会出现眼眶发黑（俗称熊猫眼）。

五脏对应眼睛五轮表

中医解剖名称	西医解剖名称	五轮	五脏	五行
瞳仁（瞳子）	瞳孔	水轮	肾	水
黑睛（黄仁）	角膜、房水、虹膜	风轮	肝	木
白睛	球结膜、巩膜	气轮	肺	金
大眦、小眦	内、外眦	血轮	心	火
上、下胞睑	上、下睑	肉轮	脾	土

此外，看眼睑如果眼睑淡白，是血虚的表现，西医看是否贫血也是看这里，眼睑红是有热，有风热，或者是肺胃有热。有的人眼睑上会长针眼（西医称为麦粒肿），也是由风热或脾胃有热引起。另外，还有一些老年人黑睛灰白浑浊，也就是通常所说的白内障，则多是由肝胆火热，或湿热，或阴虚火旺所致。这些也可以帮助我们诊察疾病。

望耳与鼻

看耳包括看耳廓、耳垂、耳蜗等，正常耳的外形是耳廓润泽饱满，轮廓清晰，耳垂润泽厚实，耳蜗洁净，没有分泌物或耵聍（耳屎），耳廓皮肤红润。若耳廓焦枯，通常提示阴精亏虚、肾虚，或血瘀证；耳廓色黑，则提示肾虚或血瘀证。

看鼻包括看鼻外形和鼻腔，正常鼻外形挺直、润泽，鼻腔洁净。如果鼻梁弯曲，多提示肺的病变；如果鼻色红，或暗红，多提示脾胃有热；如果鼻腔红，或有分泌物，多见于湿热证。

望口与唇

　　若口唇脱皮、皲裂，多提示脾虚、脾胃湿热、脾阴虚等；若唇色淡，则提示血虚、气血两虚、阳虚等。小儿口腔黏膜、咽喉及扁桃体也可以提示很多病证，如口腔黏膜白斑、水泡、疹点常常是全身病变的一种反应，如见于水痘、麻疹、白喉等；咽喉红多提示风热证、肺热证；扁桃体红、肿大则多提示热毒炽盛。

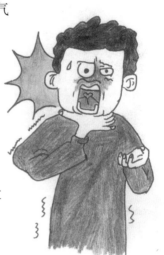

望牙齿

看牙齿包括看齿和牙龈。齿与肾、胃关系密切，正常的牙齿要很有光泽，如果牙齿枯萎，甚至已经变黑、变灰，这也提示有病变，中医认为与肾有关，多为肾虚，如肾阴虚。导致牙齿颜色改变的原因很多，有的是药物所致，有的与饮食、烟酒有关，所以需要结合这些因素来分析、考虑。

看牙龈时，注意最常见的一个症状是牙龈萎缩，牙龈萎缩也会有颜色改变，有的颜色比较淡，这是肾虚、血虚的表现；如果颜色偏暗，则是肾阴虚的表现。牙龈萎缩经常和牙齿枯槁并见，又称"龈萎齿长"，通常是肾精或肾阴亏虚的表现。牙龈红肿，则是有胃火；牙龈糜烂，则可能是脾虚等。所以，我们通过牙龈也可以判断疾病。

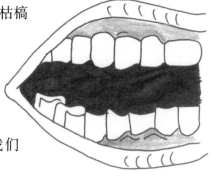

　　此外，是否有龋齿、牙齿生长怎样、是否经常牙痛等，都可以帮助我们判断病证，如龋齿，或为胃热，或为阴虚火旺；小儿牙齿迟长，则为肾气虚，或脾肾两虚。

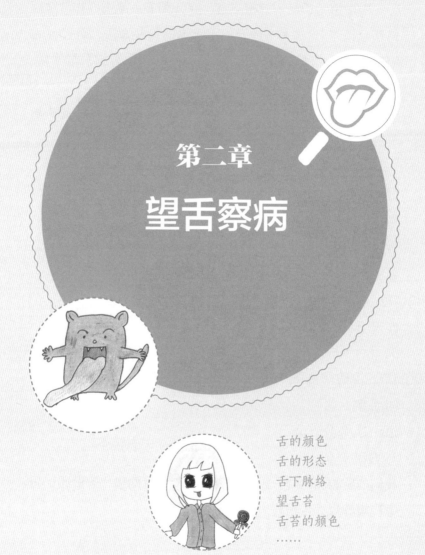

第二章

望舌察病

中医望舌诊的内容很丰富，在元朝有一本书叫作《敖氏伤寒金镜录》，这本书中介绍了舌诊的一些方法，而且有 12 幅舌诊图，后来经过历代的发展，舌诊的内容越来越丰富。到清末、民国初年的时候，有一本书叫作《辨舌指南》，这本书中绘制的舌诊彩图有 122 幅，说明中医舌诊的内容越来越丰富。当然，舌诊也有许多的要点需要掌握。

中医把舌头分为 4 个区，分别为舌尖、舌中、舌侧和舌根。舌根是舌头的后 2/5，舌中是舌头的中间 2/5，舌尖是舌头的前部 1/5，舌的两侧既叫舌侧，又叫舌边。这个分区还与五脏有关，与

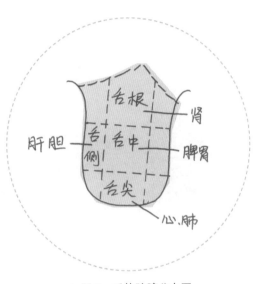

▲ 图 6　舌体脏腑分布图

我们的脏腑相对应，舌尖代表心和肺，舌两边代表肝胆，舌中代表脾胃，舌根代表肾（图 6）。

正常舌象与病理舌象

　　以上我们讲了舌的分区，以及与脏腑的对应关系。下面我们先介绍一下正常的舌象。正常的舌是：舌体滋润，红活鲜明，不胖不瘦，不大不小，没有颤动或者偏斜，没有裂纹星点，舌苔薄白，若隐若现。

　　望舌察病就是要学会识别病理的舌象。首先看舌体的荣和枯，这是最基本的一种诊断方法。中医认为，荣舌是好的表现，指舌头荣润、光泽，这是有神的表现；如果舌头枯槁萎缩，没有光泽，这便是枯舌，中医认为这是无神的表现，病比较重。

　　其次我们看舌形，就是大或小，胖或瘦，以及看舌头的老和嫩，所谓舌老，就是舌比较苍老，纹理比较粗糙；舌嫩就是舌比较娇嫩，看上去舌的组织比较细腻。这两种舌提示了两种不同的病，老舌提示的是实邪为主的病，像实热证、水湿停聚；嫩

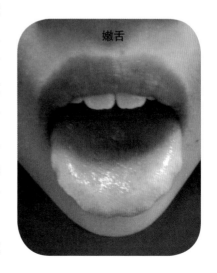

嫩舌

舌一般提示是虚证，比如说气血虚、阴虚、阳虚等，都可以见嫩舌。

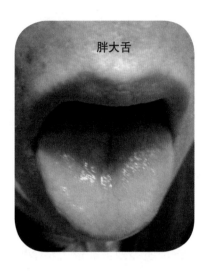

胖大舌

第三方面呢，我们要看舌的胖和瘦。舌头比较胖，就是说舌的横径大，舌的长短不大，而且厚度明显比常人厚。我们如何来判断呢？病人张开口一看，舌头胀满了整个口腔，这样的舌就是胖大舌了。舌的胖大又分为两种，一种有齿印，称为齿印舌；另外一种没有齿印，但是比较厚，我们把它叫作肿胀舌。这两种舌都是属于舌胖，舌胖主几种证候，肿胀舌主里热证；另外一种齿印舌主水湿停聚，也主阳虚证、寒证。

与之相反的就是舌瘦，所谓舌瘦就是舌的横径比较小，舌的长度比较长，这样的舌我们叫作瘦舌。当然，在瘦舌中还有一种叫作瘦小舌，不单是它的横径比较短，而且长度也不长。瘦舌主要主虚证，包括阴虚、阳虚、气血虚等。这就是舌胖瘦所反映的问题。

接下来，我们要看看舌上有没有星点、芒刺。所谓星点、芒刺，就是舌头上有一些红色或者白色的小点，这些小点是舌乳头的肿大。无论是红星舌，还是白

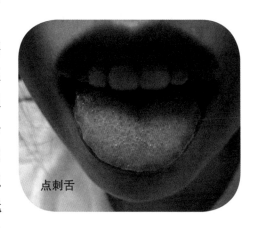

点刺舌

星舌，都提示是热证。那么舌有芒刺又是什么样的呢？就是舌头上好像长了刺一样，这些东西就是一些粗糙的舌上皮组织。舌有芒刺，也是主热证，热盛伤阴。

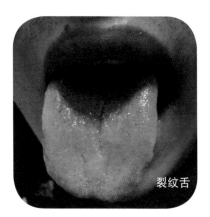

裂纹舌

最后呢，我们应该看一看舌上有没有裂纹。舌头伸出来，如果我们看到他的舌苔不是均匀的，中间可以明显地看到一些沟纹、纹理这样一些明显的纹路，就叫裂纹舌。裂纹舌，在临床上主要是主虚证，一般是主阴虚证、津液亏虚证等。当然，有一些人本身体质就是裂纹舌，这就不能以病论，应该注意区分。

望舌的颜色

接下来，我们给大家介绍一下，怎样看舌头的颜色。正常舌的颜色我们也说过，就是淡红色的，如果我们看到一个人的舌头颜色是淡红色的，那他要么是健康的，要么即使有病也不是很重。

舌头的颜色除了淡红色以外，还可以见到什么颜色呢？最多的是淡白舌。所谓淡白，就是它的红色度不够，比较淡，这种舌主什么病呢？一般是主寒证、主虚证，比如说气血亏虚，或者是有寒邪，或者是脾胃虚等，这些都会见到舌质偏淡。

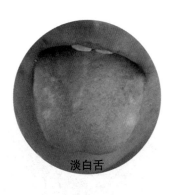

淡白舌

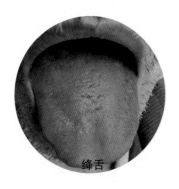

绛舌

第二种常见到的病理舌色是红色，又叫红绛色，当然红色和绛色还是有区别的。总的来说，是舌的红色度比较多，这个一般是主热证。但是绛色除了红以外，还发紫，紫暗红就叫绛，主热盛、热极、热入营血等。

　　第三种病理的舌色是青紫舌，也就是说我们看到这个舌头发青，还有紫，或者是舌上有紫色的斑点或斑块，青紫舌提示人的血液运行失常，中医来说就是气滞血瘀证，气滞血瘀证很多，现在的很多病也会见到这样的舌

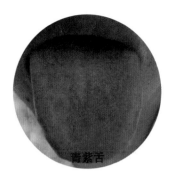

青紫舌

象，比如说冠心病、经常的情绪不畅、抑郁等都会出现这样的舌象。中医认为这样的病是由于气滞血瘀导致的，需要运用理气活血的方法治疗。

望舌的形态

　　接下来我们看一看舌的形态，也就是舌态。我们说了，正常的舌头是伸缩自如，活动灵活，没有歪斜、没有颤动，比较柔软。那么，下面我们就介绍几种不正常的舌态。

　　第一种，就是强硬舌，就是这个舌头伸出困难，很硬。这种舌，一般是主风痰，比如见于中风病等。

　　第二种是痿软舌，就是舌头比较软，没有力量，不能随意伸缩回旋，这种舌头一般是主虚证，是气血亏虚重症，或者是阳虚、阴虚的重症。

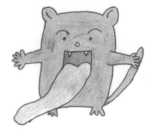

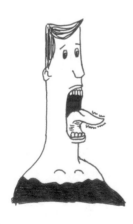

　　还有就是舌颤动，我们常会看到有的人舌头伸出来，舌体不自主地颤动，这个是什么问题呢？这个也是主风痰证，或阴虚证、热盛伤阴证等。

　　还有一种情况是舌偏斜，就是舌伸出来之后，或者向左偏，或者向右偏，这个我们很容易理解，一看就知

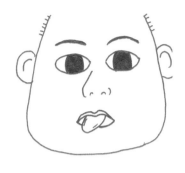

道这是要有中风了。中风在中医里是肝阳上亢，风痰阻络，所以歪斜舌跟这个有关系。

在异常的舌态里，还有一种舌叫作短缩舌，短缩舌就是舌头比较短，很难伸出来，这个舌态同吐弄舌所主的病证比较相似，均是比较危重的病。如果是胖而短缩，那么就主风痰。

另外还有一种比较多见的是小孩的吐舌和弄舌，所谓吐舌和弄舌，就是小孩总喜欢把舌头伸出来，甚至不停地舔自己的口唇，这个也是一种病，在小孩属于惊风证。如果是大人出现这种情况，也跟气血亏虚或者是风痰有关系。

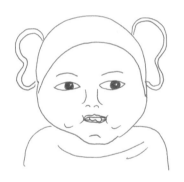

望舌下络脉

在舌诊中，还有一个非常重要的就是看舌下脉络。看舌下脉络可以把舌翘起来，顶在上齿龈内，就能清晰地看到，正常的舌下脉络，它的特征是不暴露、不粗，而且是径直的，长度一般不超过舌下 2/3。

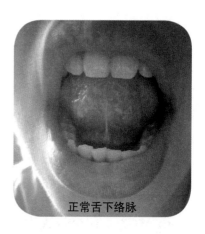

正常舌下络脉

如果我们把舌尖顶住上齿龈后面，看到的舌下络脉比较粗、迂曲或者是超长，这样我们就认为是舌下络脉异常。那么，作为舌下络脉异常，它主的病证比较单纯，主要就是主气滞血瘀证。此外，舌下络脉的颜色也要关注，如果颜色瘀暗、青紫等，也提示血瘀证。

望苔质

那么接下来，我们再看一下舌苔。舌苔也是舌诊中非常重要的内容，首先，我们要看舌苔是薄还是厚，正常的舌苔是薄，薄是一个什么概念呢，就是能够看到舌的底，也就是透过舌苔可以看到舌质是什么颜色的。

区别舌苔的厚与薄主要是看能不能见到舌底。见底苔就是薄苔，它主什么病呢？主病在表，病轻，病势不重。厚苔，则主病在里，病深，病重。这个是望舌苔首先要注意的，即辨舌苔要注意苔的厚与薄。

接下来，我们要看舌苔的苔质，包括有没有腐和腻的情况、润和燥的情况，以及有没有剥脱的情况。

首先，我们来看舌苔的润燥情况，看它上面的水分多不多，如果舌苔是润的，就表示津液未伤，舌苔如果燥就表示津液受损。如果舌苔太过润，则称为滑苔。所谓滑，就是指伸出舌头来，上面有一层水，这就是滑。滑苔，

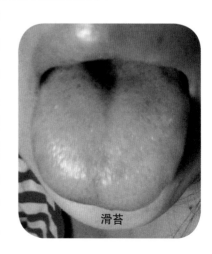

滑苔

主内有水湿。相反，燥苔主津液受伤，什么原因导致津液受伤呢？可以是热证，可以是阴虚津伤，也可以是虚证，都有可能。这便是舌苔的润燥。

其次，我们看舌苔有没有腐和腻。舌苔腻就是说舌苔要厚一些，除了厚以外，舌苔比较细致、致密，水分比较多，结垢比较紧，看上去有反光，这些变化应该仔细观察、辨别。腻苔主什么病呢？腻苔主水湿内停，或者是湿热蕴蒸。腐苔，跟腻苔相反，它的特征是，苔质比较疏松，好像是堆在舌头上一样，可以轻轻抹去。腐苔

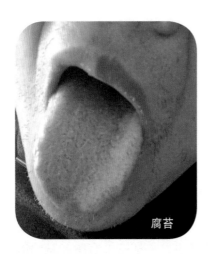

腐苔

主什么病呢？一个是主食积，另一个就是主胃气衰亡。当然，胃气衰亡就是已经比较严重了。至于食积呢，当吃东西多了，不消化，舌头上就会出现这样的腐苔，比如小孩就比较多见这种情况。

望苔色

舌苔常见的颜色有这么几种，白、黄、黑、灰、棕色、多色等。

第一种是白色的，舌苔白，当然我们也要看是厚白还是薄白，舌苔白一般主表、主寒、主虚。如果是薄白苔，多主表证。什么病能反映这样的舌苔呢？比如我们得了感冒，一看多数为薄白苔，就很典型。舌苔如果是厚白，那么，说明病邪在里，主什

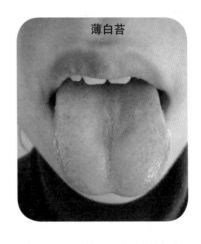

薄白苔

么病呢？比如经常有胃病，而且是虚寒型的胃病，那我们就会见到厚白苔了。

第二种常见的异常舌苔是黄苔，就是舌苔的颜色偏黄，一般主热证、主里证、主实证，那么这样的舌苔我们也要分是薄的还是厚的。

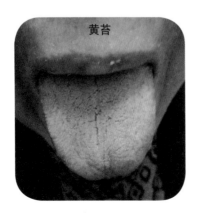

黄苔

薄黄苔一般主外感风热证，比如流感的时候，就比较多见这类舌苔。如果黄苔比较厚，一般见于里湿热证，比如说肝胆有病的人，或者是胃肠积热的人，就经常会见到这样的舌苔。黄苔是常见的病理舌苔颜色。

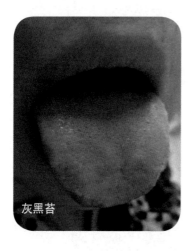

灰黑苔

第三种就是舌苔的颜色灰黑，也就是我们看到舌苔是灰色或者黑色的，当有这种颜色的时候，往往这个舌苔是比较厚的，这就提示了热盛伤阴，或者是水湿停聚，水湿不化，这种舌苔也是比较常见到的。比如说，当天气变化潮湿的时候，有的人就会出现灰黑苔了，你说这个病很重吗，也不一定很重，但这时候就提示我们要注意化湿，可以用一些利湿的药物。临床比较多的灰黑腻苔见于阴虚湿热证，灰黑而干、燥则是阴伤津亏。这便是灰黑苔的特征和所主病。

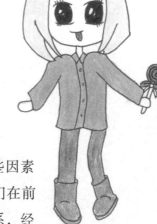

此外，舌苔的颜色会受一些因素的影响而出现假苔，例如，我们在前面也说过，灰黑苔和抽烟有关系，经

常抽烟的人舌苔会出现灰黑或兼黄腻。还与吃的东西有关系，如喝了牛奶舌苔会变白，吃了蛋黄舌苔会变黄，吃了有色素的糖果或者喝了饮料，舌苔的颜色也会有变化，我们在临床上也应该注意鉴别。

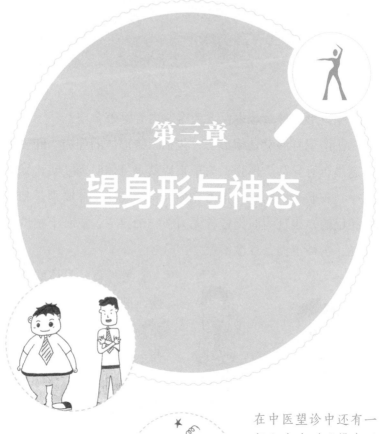

第三章

望身形与神态

在中医望诊中还有一部分内容叫"望身形和神态",从字面上看望形神就包括了望形和望神两个部分。

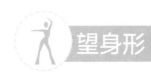

望身形

望身形是什么意思？要望哪些内容？怎么望？

所谓望身形就是望形态，包括了望形体的强弱、胖瘦及姿态是否有异常。体强，简单来说就是身体肌肉壮实，胸廓宽厚，皮肤光滑润泽，精力充沛，食欲旺盛。体弱则是和体强相反的，表现为肌肉瘦软无力，胸廓狭窄，皮肤干枯没有光泽，精神不振，食欲不振。

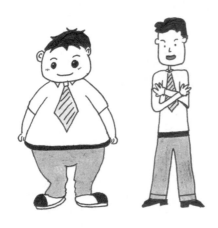

另外就是看体胖和体瘦，肥胖是指体重超过正常标准的20%，瘦弱则是指较标准体重减少10%以上，中医一般认为"胖人多痰、多湿""瘦人多虚、多火"，也就是说，身体肥胖的人，一般体内痰湿比较重，而瘦弱的人一般多为阴虚火旺。

关于望姿态这一部分，早在《素问·脉要精微论》这一篇章中就有提到过相关内容："夫五脏者，身之强也。头者，精明之府，头倾视深，精神将夺矣；背者，胸中之府，背曲肩随，府将坏矣；腰者，肾之府，转摇不能，肾将惫矣；膝者，筋之府，屈伸不能，行则偻附，筋将惫矣；骨者，髓之府，不能久立，行则振掉，骨将惫矣。得强则生，失强则死。"这一段内容说的就是，身体健壮，反映五脏精气充足。

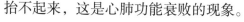

头，是精气神明所在的地方，五脏六腑的精气汇聚在这里，头低垂，抬不起来，眼睛暗淡，这是人的精神将要脱失的一种现象。

背，背的前面就是胸腔，这是心肺所在的地方，肩背能反映心肺的功能情况，如果肩抬不起来，下垂着，背也跟着抬不起来，这是心肺功能衰败的现象。

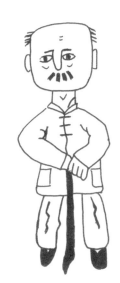

腰，是肾所在的地方，如果腰痛，不能直起来，不能转动了，这是肾虚的一种现象。现在有很多中老年人，由于各种腰椎疾病，比如说腰椎间盘突出等，就有这种不能弯腰、难以扭转的现象，可以从补肾这方面进行调理。

膝，在膝关节的下方有一个穴位叫"阳陵泉"，针灸中有一句话叫作"筋会阳陵泉"，说明了全身的筋气都在这里聚集，如果膝关节不能屈伸了，走路的

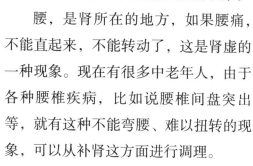

时候弯着腰，还要扶着东西，这是筋气衰竭的现象，肝又是主筋的，所以，筋气衰竭其实也是肝的气血衰竭。

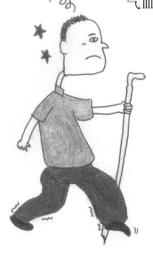

骨，藏髓，由肾所主，如果不能久站，走路晃晃悠悠的，这是肾虚不能养骨的表现。身体强健是五脏功能强健的表现，人体当然就是健康的，而身体羸弱就反映了五脏功能的虚衰，五脏功能都衰了，人还能健康吗？

望神态

接下来，我们讲讲望神，既然是"望神"，我们首先应该明白"神"是一个什么样的东西？人体之神的概念是非常复杂的，在这里简单介绍一下，简单来说神有广义和狭义之分，广义之神，是对人体生命现象的高度概括，也就是说人的一切生命活动都是神的体现，包括了形色、眼神、言谈、表情、应答、举止、精神、情志、声息、脉象等。狭义的神，指的是人的意识、思维、情感等精神活动。

我们这里要望的神，就包括了上面所说的这些内容。在临床上我们将神分为"得神""少神""失神"和"假神"。

"得神"的表现是神志清楚，言语清晰，目光明亮，面色荣润，表情丰富自然，反应灵敏，动作灵活，体态自如，呼吸平稳，肌肉饱满。这就是精气充盛、体健神旺、身体健康的表现。

"少神""失神"和"假神"就都是相对于此而言的了，"少神"就是神气不足，表现为精神不振、两目乏神、面色缺乏光彩、肌肉松软、倦怠乏力、不愿意多说话、动作迟缓等，这是正气不足、精气轻度损伤、脏腑功能减弱的表现。

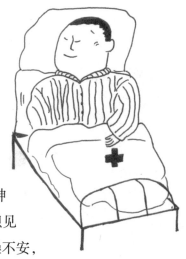

"失神"有两种表现，一种是精气十分亏少导致的神衰，另一种是邪气十分亢盛导致的神乱。精亏神衰的表现是精神萎靡，意识模糊，反应迟钝，面色无华，目光无彩、呆滞，呼吸微弱，或喘促，无力，动作艰难等。邪盛神乱的表现是躁扰不宁，胡言乱语，有的病人会顺着床沿摸，像在找什么东西，或者两只手伸在空中像在搓线似的，或者突然昏倒，双手紧握，牙关紧闭等。出现失神就说明病重了。

"假神"的意思是久病、重病的病人，本来已经出现精亏神衰的表现，而突然一时间，出现某些神气暂时"好转"的虚假现象。比如说，有的病人本已神昏或精神极度萎靡，突然意识清楚，想见亲人，言语不休，但是却烦躁不安，这就是假神的一种表现。再如有的病人久病面色晦暗没有光泽，突然两颧潮红，像抹了胭脂一样，这种红色感觉像是浮在皮肤表面一样，这也是假神的一种表现。还有的可以表现为久病脾胃功能本已衰竭，已经多日进食不佳，但突然食欲大增，很多病人家属会误以为是病人病情好转了，但这其实也是假神的表现，这些都常见于临终之时，是即将死亡的预兆。古人将这些现象比喻为回光返照、残灯复明。

以上就是望形和望神的全部内容，我们可以在日常生活中观察一下自己和身边的人，看看是不是这样的，我们在观察时，应该结合面色、舌象等，并且要学习更多的中医知识，这样才能掌握一些简单的自我诊断疾病的方法。

中医诊断疾病既不神秘，也不是迷信，它的很多方法其实和西医学看病是一样的，不同的是古人没有现代的辅助检查方法、设备，所以，中医诊断更多地采用了以表知里、以我测彼的方法，在《黄帝内经》中叫作"揆度奇恒"，就是一种对比和透过现象看本质的观察方法。

当然，中医诊断疾病的方法不能随意乱用，也不能任意发挥，以上我们介绍的都是经过古今医家不断验证、公认的方法。

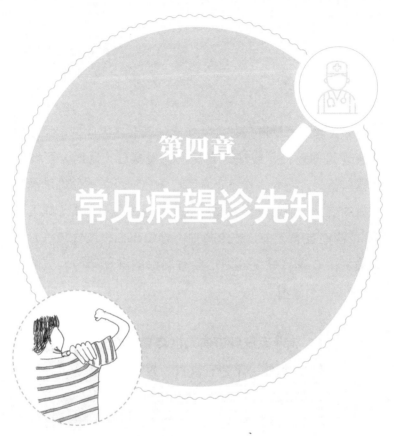

第四章

常见病望诊先知

很多疾病，当你意识到要去医院看的时候，往往已经是疾病后期了，因为，很多疾病在发生、发展的过程中，并不会有明显的自觉症状（不舒服），这时通过望诊往往可以窥见先机。比如，有个很优秀的员工，一天，有位同事问他："你的脸色怎么那么白，看着不好。"他说："我没有什么不舒服啊。"当去医院检查后，才发现严重贫血，得了血液系统恶性肿瘤。因此，经常留意一下自己的面色、形体和精神状态很重要。

恶性肿瘤望诊

无论哪种恶性肿瘤都会耗伤人体气血，因此，常见的望诊表现是面色白，或缺乏光泽，体重减轻，同时，可以伴有胃口不好，或大小便不正常等。如血液系统的恶性肿瘤最多见的就是贫血，表现在面部就是面色白，不好看（缺乏光泽），同时会有乏力，或流鼻血、牙龈出血，或发热等，若肿瘤发生在淋巴系统，则还会有局部的淋巴结肿大被触及（难移动，不光滑）。

消化系统肿瘤

消化系统肿瘤病人也会有面色改变（白，不好看），此外，还会有反胃、胃痛，消化不了，吃的东西在过一段时间后会吐出来（中医称之为"朝食暮吐，暮食朝吐"），这些是胃癌或与上消化道有关的恶性肿瘤的表现，如果要确诊，只需做一个大便潜血实验便可（实验结果为阳性）。如果是食管癌，则兼有食物难以下咽，进食梗塞（中医称之为噎膈）。如果伴有大便变形，或排便异常，或大便带有脓血，则需要注意是否为下消化道肿瘤（肠癌）。如果是肝胆胰部的肿瘤病人，则有时面色不是白色，而是黄色改变，这时要注意观察，一般眼白睛（巩膜）也会泛黄，有时伴有消化不好、腹胀痛、尿黄等。

肺癌

肺癌病人的面色多表现为灰暗，或无明显变化，后期可以看到面色灰暗、黄红，或灰白，伴有口唇紫绀、手指甲紫暗等，此外，较多见的症状是刺激性咳嗽，或略喘、咳血等。

泌尿系统肿瘤

泌尿系统肿瘤病人的面色也是白，不好看（灰暗），如果是肾肿瘤，有病人的面色会变黑，或伴有腰酸痛、尿血等。膀胱肿瘤病人则面色白，伴有血尿，或排尿不畅，或发热等。前列腺肿瘤病人则或面色白，或无改变，但会有排尿困难（中医称之为"癃闭"）等。

妇科肿瘤

妇科肿瘤病人多见面色白，同时常伴有月经量多，或带下异常（白带有脓血），或非月经期出血，可以伴有腹痛、腰酸痛、贫血等，早期有的还会出现性交疼痛、出血，月经紊乱等。

头颈肿瘤

头颈肿瘤病人多没有面色的改变，但会有头痛、头晕，视力减退，或复视、视物变形，或听力减退、耳鸣，或流鼻血、鼻不能感知气味，或牙龈出血、舌出血等。

| 骨肿瘤 | 骨肿瘤病人也可以见到面色改变，面色白或暗黑比较多见，常伴有发热、骨痛，或骨折，或乏力明显、四肢酸软等。 |

常见肿瘤望诊及相关特征鉴别

肿瘤种类	面色	形体	精神	相关症状
白血病	白而无光	瘦弱	无力、精神差	发热，牙龈、鼻、皮下出血
恶性淋巴瘤	灰暗、无光泽	瘦或正常	乏力、疲倦	发热，单个或多个淋巴结肿大、粘连
胃癌	苍白或灰暗	瘦或正常	乏力、疲倦	食欲差，呕吐，大便潜血阳性
肠癌	白、灰黄暗	正常	正常	大便有脓血，或稀便与排出困难并见
子宫癌	白、灰暗早期无改变	正常或小腹大	乏力、神疲	月经多，或非经期大出血
肾癌	黑、灰暗	瘦	乏力、神疲	腰酸痛，血尿或尿潜血阳性
膀胱癌	白、灰暗	瘦或正常	乏力、瘦疲	血尿，尿潜血阳性，或尿频急，排出难
恶性骨肿瘤	灰暗或潮红	行走困难或正常	乏力、痛苦	骨痛，局部肿胀，运动障碍，发热，骨折等
口腔癌	灰暗或无改变	瘦、面肌多紧张	痛苦、焦急	口腔溃疡，疼痛，出血，或有黏膜硬斑

续表

肿瘤种类	面色	形体	精神	相关症状
肝癌	黄暗	瘦弱	乏力、疲倦	食欲差，或恶心，腹水（水肿）
胆癌	黄或灰暗	瘦或正常	乏力、疲倦	皮肤黄，小便黄，恶心，腹痛
胰癌	黄而黑	瘦或正常	乏力、疲倦	食欲差，皮肤黄，小便黄，腹痛
食管癌	灰暗无光	正常或消瘦	乏力	反胃，食物难以下咽
肺癌	㿠白、灰暗	消瘦	无力、倦怠	咳嗽（刺激性咳），无痰，或咳血
鼻咽癌	面暗发灰	正常	乏力、神疲	鼻塞，涕带血，耳闷胀，或听力下降，或复视，或头痛
脑瘤（恶性）	灰暗或正常	瘦或正常	乏力、疲倦	头痛，肢麻，头晕，或抽搐，或呕吐，或视力下降，或耳鸣，听力减退
卵巢癌	白、灰暗	正常或消瘦	乏力、疲倦	月经可正常，白带多，有脓血
宫颈癌	暗无光泽	正常或消瘦	乏力	白带多，有脓血，性交痛、出血
皮肤癌	面黑无光	正常	神疲	皮肤局部湿疹样渗液、出血、疼痛
黑色素瘤	多正常	瘦或正常	乏力、疲倦	有异常生长的黑痣，或伴淋巴结肿
前列腺癌	多正常	瘦或正常	乏力、疲倦	排尿困难，尿潜血阳性，或肛门胀

常见消化道疾病望诊

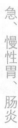

急、慢性胃、肠炎

急性胃肠炎病人如果疼痛，会见面色青，如果发热，会见面色红，也可以见正常面色。慢性胃、肠炎病人常见面色萎黄，形体消瘦。慢性胃炎包括糜烂性胃炎、萎缩性胃炎和浅表性胃炎等，其中浅表性胃炎会导致贫血，所以，有的病人会面色苍白，慢性糜烂性胃炎病人多伴有反酸、胃烧灼感，慢性萎缩性胃炎病人则伴有消化不良、嗳气，慢性浅表性胃炎病人则胃胀明显。慢性肠炎包括肠易激综合征、溃疡性结肠炎、克罗恩病等，其中，溃疡性结肠炎、克罗恩病病人若有大量肠出血，会导致贫血，面色也会苍白，肠易激综合征病人常腹痛即泻，与情绪有关，大便水样或稀溏，带有泡沫，但不带黏液脓血，慢性溃疡性结肠炎和克罗恩病除腹痛、腹泻外，则会伴有大便溏结不调，或带有黏液脓血。

消化性溃疡

消化性溃疡病人常见面色萎黄或苍白，尤其有溃疡出血者，面色苍白明显，形体多消瘦。其中，胃溃疡病人多伴有餐后胃痛、反酸、胃酸多；十二指肠溃疡病人则见饥饿胃痛、乏力，或恶心等。

胆石症 慢性胆囊炎

胆石症、慢性胆囊炎病人多见正常面色，或红黄，如果感染发炎，胆管堵塞则见面色黄，皮肤黄（黄疸），形体多肥胖，或脸型圆，多伴有消化不良，或腹胀气，嗳气频发，或大便溏结不调等。

急慢性肝炎

急慢性肝炎病人多见面色黄，尤其急性肝炎或慢性肝炎活动、迁延，面色黄和黄疸都会出现。慢性肝炎病人如果没有胆管堵塞则面色不黄，如果肝功能不正常或见面色灰暗。肝炎病人多伴有乏力、倦怠，或胁痛、消化不良、腹泻等。

急性胰腺炎

急性胰腺炎病人多面色红，或红黄，或灰暗，伴有发热，明显腹痛，恶心呕吐，或轻微黄疸等。慢性胰腺炎病人多面色正常，伴腹痛、腹胀、消化不良等。

阑尾炎、痢疾、肠伤寒

阑尾炎病人常见面色红或正常，多伴有发热、腹痛，尤其小孩，有时很难与急性胃肠炎鉴别，需要验血，看白细胞情况，就能及时发现。与肠道感染有关的病还有痢疾、肠伤寒、阿米巴病等，这些病病人的面色或红，或灰暗，发热时面色红，体温不高则面色灰暗。痢疾的特点是腹痛、里急后重（就是便意频繁，但又排不出来，肛门坠胀感明显）；肠伤寒的特点则是发热起伏，弛张不退，表情淡漠；阿米巴病的特点是腹痛、腹泻，大便暗红，或有黏液脓血等。

常见呼吸系统疾病望诊

　　最常见的呼吸系统疾病就是感冒（上、下呼吸道感染），以及流感，这些病中医称之为"伤寒"和"温病"，一般这些病病人面色不一定有改变，但如果伴发热，则面色红，某些温病（流感等疾病）发病时，病人面色多晦暗，或暗红，尤其某些新发的急性呼吸道传染病，面色晦暗，或黄红都可以见到。

　　呼吸系统的另一类常见疾病是咳喘，包括西医的气管炎、急慢性支气管炎，以及肺炎、哮喘、支气管扩张症、慢性阻塞性肺疾病、肺结核、胸膜炎胸腔积液或气胸等。气管炎、急性支气管炎病人面色正常，如果伴有发热，则面色红。慢性支气管炎、哮喘、慢性阻塞性肺疾病等病人面色多晦暗。哮喘、支气管扩张症、慢性阻塞性肺疾病等病人还可以见到面色紫暗，口唇发绀，病程长的手指末端会变得粗大（杵状指），这些病都会有咳，甚至会气促、喘，支气管扩张症病人会伴有咳血，肺心病病人会伴有脸肿、下肢水肿（足胫肿、小腿内侧胫骨前缘肿）。肺结核病人可以见到面色正常，或两颧潮红（如果有低热，面色会如潮涨潮落般随之泛红），可伴有胸痛、咳血，或盗汗、发低烧等。胸膜炎胸腔积液或气胸病情较轻的病人面色多正常，如果缺氧，则面色紫暗，多伴有呼吸不畅，或呼吸困难等。

常见心脑血管疾病望诊

胸痛、胸闷和心悸

心脏病常见的症状是胸痛、胸闷和心悸。高血压病人较多见头晕头痛或心悸胸闷；动脉硬化病人常见视力、听力改变，或健忘头昏、头闷胀等。冠心病病人可以没有特别的面色改变，如果是急性缺血或心肌梗死，则面色变得灰暗，甚至青紫，会伴有出汗、心痛、胸闷等。风湿性心脏病病人会见到面色偏紫（缺氧），或两颧潮红，或伴有下肢肿、心悸胸闷，或关节肿痛、咽痛等。先天性心脏病（房室漏或瓣膜关闭不全等）病人面色多紫暗，或两颧潮红，多伴有气促、气短乏力等。

原发性心肌病、心律失常

高血压、动脉硬化

原发性心肌病或心律失常病人，如果心脏功能代偿完全，则面色多无异常，如果心脏功能代偿不全则面色晦暗，或青紫，伴有心悸、胸闷、气短等。高血压病人也可以见到面色正常，或面色红，尤其血压持续升高，面色会变得紫红，多伴有心悸胸闷，或头晕头痛等。动脉硬化症病人也通常面色没有明显异常，或有的偏暗、偏黄等，如果脑动脉硬化则头昏头痛明显，如果眼、耳等相关动脉硬化，则会有视力改变（如远视、视物模糊等），如果四肢动脉硬化则会见四肢麻木等。

高血压危象、脑出血、动脉炎、静脉血栓

高血压危象及脑出血病人可见面色紫红，或灰暗，伴有头痛、眩晕、头胀等，血压多很高；脑梗死病人则见面色晦暗，或青紫等，或伴有头晕，或言语不利，四肢运动障碍等。中风后遗症病人，有的面色灰白，有的灰暗，有的则正常，但都有四肢运动障碍、偏瘫，或言语不利等。大动脉炎病人可见面色紫暗，伴有肢体疼痛，或兼四肢冷等；深静脉炎或血栓病人则见面色青紫，或灰暗，伴有四肢局部肿胀、青紫、疼痛等。

常见血液病望诊

血液病病人大多有面色的明显改变，除血液系统恶性肿瘤外，如各种原因导致的贫血（血液红细胞减少，或血红蛋白低，携氧能力不足），面色都苍白，或灰白，而贫血包括再生障碍性贫血、地中海贫血、缺铁性贫血，以及继发于肿瘤、慢性浅表性胃炎、慢性肾炎、月经过多、功能性子宫出血、宫外孕，或其他出血疾病的贫血。所以，除了面色差之外，都会有导致贫血各种疾病的相应表现。

贫血

贫血病人除了面色改变外，还会有眼结膜、口唇黏膜淡白，或指甲下甲板色淡等，还会伴有头晕、乏力、气短、心悸等。某些疾病会伴有出血，或牙龈出血、皮下出血（紫斑、紫癜），或大便黑，或尿血，或妇科出血，或腹痛等。这些疾病大多都会有检查指标的异常，所以，一般不难发现。

血小板或白细胞减少

血液病还有一些是红细胞不少，但血小板或白细胞减少，例如血小板减少性紫癜，病人面色或正常，或灰暗，但皮下出血明显，可见皮肤紫斑、紫癜，或伴有牙龈出血、鼻出血等。白细胞减少病人可见面色晦暗或正常，神疲乏力明显，或容易感冒，临床称为粒细胞减少症。此外，红细胞异常增多也是病，临床称为真红细胞增多症，病人可见面色暗、口唇紫，或伴有紫斑、牙龈出血，或伴头晕、乏力、四肢末端发绀等。

常见内分泌代谢疾病望诊

常见的内分泌代谢疾病包括甲状腺功能亢进症（简称甲亢）、甲状腺功能减退症（简称甲减）、糖尿病、肾上腺皮质功能亢进症、肾上腺皮质功能减退症、尿崩症等。

甲状腺功能亢进症

甲亢会有典型的甲亢面容，它的特征是面肌消瘦、眼球突出、目光闪亮，类似金鱼眼，具有惊愕的表情，眼裂增大而少眨眼，临床称为突眼性甲状腺功能亢进。常伴有兴奋不安、易激动、烦躁易怒，或面色潮红、手不自主颤抖等表现。

甲状腺功能减退症

甲状腺功能减退症（简称"甲减"）则相反，表现为特征性黏液性水肿面容（眼睑、脸面浮肿）、表情淡漠、反应迟钝、皮肤粗糙、面色苍白，或眼裂狭窄、睁眼费力、唇厚舌大、毛发稀疏、干枯脱落，或眉毛外1/3脱落，或声音嘶哑、单调如蛙声，听力下降，畏寒肢冷，智力减退，嗜睡或失眠，眩晕，动作迟缓、失调，食欲减退，大便秘结，气短乏力，或指甲脆而增厚，或双下肢非凹陷性水肿，或体重增加、跟腱反射迟缓，或性欲减退，男子阳痿，女子月经不调或闭经，不孕等代谢降低之症状。

糖尿病

糖尿病早期可以没有症状，面色等也常没有变化，逐渐会有口渴、消瘦（体重减轻）、饥饿、排尿多等表现，有的伴有乏力倦怠、抵抗力低、易感冒，或皮肤伤口难愈合等。当发生并发症后，会出现视力减退（眼的并发症），或胸闷、心痛（心脏并发症），或头昏、健忘（脑的并发症），或下肢感染溃烂（微血管并发症），或夜尿多、浮肿（肾的并发症），或皮肤痒（末梢神经并发症）等。

肾上腺皮质功能亢进症

肾上腺皮质功能亢进症表现为多毛、脱发、痤疮、声音低钝，或闭经、子宫萎缩、阴蒂肥大，或乳房缩小、肌肉增加，或性欲增高、多毛症等。如果是典型的库欣综合征，则表现为满月脸，或肥胖，锁骨上窝和背颈部脂肪垫突出（水牛背），或肢体远端和手指变细长，肌肉消瘦、乏力，或皮肤薄、萎缩，伤口不易愈合，或腹部见紫纹等。

肾上腺皮质功能减退症

肾上腺皮质功能减退症常见逐渐加重的倦怠乏力、食欲减退、恶心、体重减轻、头晕和体位性低血压等，以及皮肤色素沉着，全身皮肤为棕褐色，有光泽，以暴露部位及易摩擦的部位更明显，如脸部、手部、掌纹、乳晕、甲床、足背、瘢痕和束腰带的部位，色素沉着的皮肤常常间有白斑点，或齿龈、舌表面和颊黏膜也有明显色素沉着。或伴有怕冷、便秘、闭经、腋毛和阴毛稀少、性欲下降、阳痿，或青少年生长延缓、青春期延迟等。

尿崩症

尿崩症表现为多尿、烦渴与多饮，起病常较急。尿量多是主要特征，1 天达 5~10 升，当然饮水也很多，烦渴而大量饮水，喜冷饮，面色无明显变化，或伴有乏力疲惫、发热等症状。

常见泌尿系统疾病望诊

尿路感染

常见泌尿系统疾病包括泌尿系统感染、前列腺疾病、泌尿系统结石、肾炎、肾病综合征等。急性泌尿系统感染病人面色一般没有明显改变，主要表现为尿频、尿急、尿痛淋沥（尿不净），若饮水不多，则尿色深或带红色；若兼有发热，则面色会变红。慢性泌尿系统感染（肾盂肾炎）除了有尿频、尿急、尿淋沥外，有的病人面色会变灰白（因为严重的病人会兼有贫血）。

前列腺疾病

前列腺疾病是男性独有的疾病，包括慢性前列腺炎、前列腺增生等，这类疾病的病人通常没有面色或形体的改变，主要表现为尿不畅，或尿痛，有的尿化验有白细胞、红细胞等，需要通过B超检查，或肛门指检才能确诊。因此，很多年轻人因为遗精等而去诊治，被诊断为"慢性前列腺炎"，未必都是正确的，而对于慢性前列腺炎目前没有针对性的有效治疗方法，前列腺增生、肥大多见于老年人，西医治疗的有效药物很多。

泌尿系结石

泌尿系结石病人一般也没有面色及形体的变化，如果石头梗塞则会出现明显疼痛，呈绞痛、胀痛感，痛得厉害还会恶心呕吐，尿检验多有红细胞（潜血），或见血尿，有的会伴有尿痛等。

急性肾小球肾炎

肾炎和肾病综合征都是肾小球的病变。急性肾小球肾炎病人的面部表现为浮肿，以眼睑肿为特点，或伴有下肢轻度水肿（小腿内侧，胫骨前缘按压有凹陷），此外有血尿、蛋白尿、高血压等表现，可伴一过性氮质血症，具有自愈倾向。

慢性肾小球肾炎

慢性肾小球肾炎病人表现多样，大多会有水肿，下肢肿、腹水都可以见到，尿检查有蛋白尿、血尿，或血压高，自觉易疲劳、乏力等。时间长了发展为肾功能衰竭，病人则面色灰暗，或伴有恶心呕吐等尿毒症的表现，或伴皮肤痒等，且多形体消瘦，皮肤颜色暗黑，常有自觉乏力倦怠、头晕、食欲减退或恶心等。

肾病综合征

肾病综合征也表现有水肿，一般全身都肿，此外，有蛋白尿、低蛋白血症和高脂血症等，临床称为"三高（蛋白尿、水肿、高血脂）一低（血液蛋白含量低）"。水肿病人明显的面色多淡白，皮肤光亮，肢体肿胀，伴有乏力倦怠等。特征是大量蛋白尿、低蛋白血症、（高度）水肿和高脂血症，即所谓的"三高一低"，及其他代谢紊乱为特征的一组临床综合征。

临床还常见 IgA 肾病，它也是肾小球的病，但在面色和形体方面多无明显变化，这个病多在上呼吸道感染 1~3 天后出现易反复发作的肉眼血尿，持续数小时至数天后可转为镜下血尿，可伴有腹痛、腰痛、肌肉痛或低热，部分病人在体检时发现尿异常，为无症状性蛋白尿和（或）镜下血尿，少数病人有持续性肉眼血尿和不同程度蛋白尿，可伴有水肿和高血压。

IgA
肾
病

常见风湿免疫疾病望诊

常见风湿免疫疾病包括类风湿关节炎、反应性关节炎、红斑狼疮、硬皮病、肌炎、血管炎、强直性脊柱炎、退行性骨关节炎、风湿病、痛风等。

类风湿关节炎病人面色无明显改变，但常见晨僵（即早晨起床时关节活动不灵活），多个关节受累，呈对称性多关节炎（≥ 5 个关节），如手、足、腕、踝及颞颌关节等，或关节畸形（手的畸形表现为梭形肿胀、尺侧偏斜、天鹅颈样畸形、纽扣花样畸形等。足的畸形有跖骨头向下半脱位引起的仰趾畸形、外翻畸形、跖趾关节半脱位、弯曲呈锤状趾及足外翻畸形），或膝关节腔积液肿胀疼痛，颈、腰疼痛等。

反应性关节炎病人也没有明显面色改变，一般在感染后数周出现发热、体重下降、倦怠无力、出汗多，以及关节非对称性肿痛，甚至畸形等。

类风湿关节炎、反应性关节

红斑狼疮

红斑狼疮是因为皮肤表面蝶斑样改变而得名，因此，皮肤起斑是其特点，初起为一片或数片鲜红色斑，绿豆至黄豆大，表面有黏着性鳞屑，以后逐渐扩大，呈圆形或不规则形，边缘色素明显加深，略高于中心，或中央色淡，可萎缩、低洼，整个皮损呈盘状（故名盘状红斑狼疮）。且红斑与日光照射有关，如多见于面部、耳轮及头皮，少数可累及胸、手背、前臂、口唇及口腔黏膜等。但目前也有很多病人未见明显红斑，却有明显全身症状，如发热、乏力倦怠，或面浮肿、下肢肿，或抵抗力低等。

硬皮病

硬皮病早期从面部很难看出，但会有在受凉或紧张时突然手足发冷、指（趾）端颜色苍白，继而变紫，或皮肤轻度红肿，出现红斑、瘙痒和水肿，或乏力、肌肉骨骼痛，渐渐皮肤肿胀增厚，开始于手指和手，随后出现全身皮肤肿硬，或皮肤广泛硬化伴色素加深或减退，使皮肤像撒了盐和胡椒粉一样，硬化较重的会出现皮肤绷紧发亮，皱纹和皮肤皱襞消失，面部皮肤菲薄，呆板无表情，口唇薄而紧缩，张口受限。到硬化期后，皮肤更加增厚，皮肤干燥瘙痒，进入萎缩期后，皮肤萎缩变薄，不易用手捏起，到萎缩后期，有些部位的皮肤渐渐软化，可恢复到正常皮肤，特别是躯干和四肢近端。该病还会导致肺、心脏、消化道或肾脏硬化。

多肌炎和皮肌炎病人一般没有面色的改变，但都有肌无力、皮疹、关节痛，或发热、咳嗽等症。

重症肌无力也没有明显面色改变，但有上睑下垂、斜视和复视，或眼球固定，或表情淡漠、苦笑面容，或吞咽困难、发音障碍等，或颈肩无力、四肢无力，严重者会导致呼吸困难。

多肌炎、皮肌炎 重症肌无力

血管炎有多种不同的表现，有的表现为红斑、结节、紫癜、风团等，有的全身疼痛，或脚趾痛，或单侧肢体肿胀，或肢体淤青，或略苍白等，或伴有发热、乏力、肢体沉重等，面色也会有灰白、紫暗等改变，或见舌青紫。

强直性脊柱炎表现为腰脊颈疼痛、活动受限，或胸痛，或不能抬头，夜间疼痛加重或有晨僵，或伴有乏力、低热、消瘦等。

血管炎、强直性脊柱炎

退行性骨关节炎是常见的骨关节疾病，表现为关节疼痛，休息后出现疼痛，活动片刻即缓解，但活动过多，疼痛又加剧，或早晨起床或白天长时间保持一定体位后关节僵硬，或关节肿胀、压痛，活动时有"咔嗒"声，严重者可有肌肉萎缩及关节畸形。

退行性骨关节炎

风湿病、痛风

风湿病多表现为关节红、肿、热、痛，以及功能障碍，发病大多与咽喉炎、上呼吸道感染等有关，若导致心脏病变，则面部会出现潮红，两颧红或紫红，或伴有心悸、乏力、气短等。

痛风的主要症状是关节红肿疼痛，或发热，多发生于足大趾，或足背、足跟、踝、膝等关节，或伴有恶寒、头痛等，发作时面色多晦暗或暗红。

常见神经精神疾病望诊

常见神经精神疾病包括癫痫、精神分裂症、帕金森病、老年痴呆症、多发性硬化、强迫症、癔病等。

精神分裂症、癫痫

对于狂、癫的表现，《黄帝内经》和《难经》中早有生动描述，狂的特征是少卧不饥、妄笑、好歌乐、妄行不休、自高贤、自辨智；癫的特征是意不乐、僵仆直视。当然。这两个常见病在典型发病的时候，我们不难识别，但有些不典型的表现却是需要注意，首先两个病都不一定有明显的面色改变，其次两者的区别在于狂（精神分裂）表现为持续失眠，不欲进食，精神亢奋；而癫（癫痫）则是情绪抑郁（或也有失眠），或健忘（即时遗忘）、精神低落。

帕金森病、老年痴呆

多发性硬化

帕金森病和老年痴呆病人都有面部表情僵硬。帕金森病主要表现为四肢震颤（颤抖），或一侧为重，或两侧交替，行走时，下肢不能自主运动，划弧样步态。老年痴呆则表现为失忆，或躁狂，或抑郁，喃喃自语，或生活不能自理。多发性硬化表现为肢体渐渐无力，或肌肉萎缩，行走、持物困难，肌肉有僵硬感或疼痛等。

强迫症、癔病

强迫症是心理障碍的疾病，表现为强迫做同一件事，面色、形体都没有明显的异常，可以伴有抑郁、失眠、焦虑等。

癔病也是心理障碍的一种病，表现在面部的症状很明显，如表情怪异、似笑非笑、似哭非哭，多疑恐惧、心悸惊悚等。

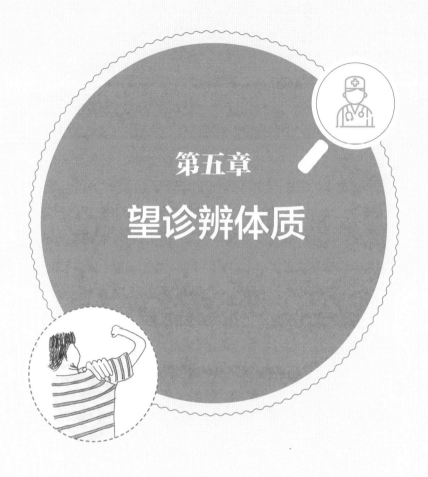

第五章

望诊辨体质

　　体质既是人体遗传禀赋不同所导致的结果，也是人体因为生活地域、饮食起居、劳作等不同因素导致差异的结果。因此，我们常说每个人的体质都不太一样，这种不同也早在《黄帝内经》里就有研究阐述。如阳气偏盛、阴气偏盛、气血多、气血少等，以及体质强（勇）、体质弱（怯），五脏偏盛、偏衰等，下面就简单介绍几种常见体质的面色或形体等特征。

阳虚体质

面色多苍白或黑、晦暗，舌质也多偏淡，舌苔滑或腻（水分较多），此外，还有畏寒怕冷、四肢冷，喜喝热饮，喜欢穿厚衣服或需要取暖，或经常大便稀、容易感冒、失眠等，或不喜欢吃冷的食物。

阴虚体质

面色多红，或黄红，光亮（多油脂），舌质多红，或舌心、舌面有裂纹，舌苔少，或薄白、微黄或灰腻，但水分不多，此外，还有恶热喜凉、四肢热、喜喝冷饮，不愿穿厚衣服或不愿取暖，或容易出汗、大便干燥、心烦等，或饥渴明显，或易生痤疮等。

阳亢体质

阳亢大多由于阴虚所致，但表现不完全相同，阳亢除了面色、舌的表现和阴虚一样外，其他多表现有目赤（眼睛红）、头晕、烦躁、失眠、口干口渴、大便干等。

阴盛体质

阴盛也大多由于阳虚所致，除了有阳虚的面色、舌改变外，还有手脚冷、胸痛、腹痛，或胀闷，口淡不渴，大便稀溏，或五更泻（早晨起床前腹泻）等。

气虚体质

面色多偏淡，舌质淡，此外，有乏力、气短、易感冒、出汗多，或少恶寒，或内脏下垂、痤疮久不愈，或内痔出血，或不耐劳等。

血虚体质

面色多淡，或苍白，舌质淡，此外，还有心悸、气短、失眠，或月经不调、量少，或眼干目花、脱发等。

肝郁气滞体质

面色无变化，但经常抑郁、叹气、心烦易怒，或胸胁痛、痛经、月经不调，或胃脘胀闷、咽喉有痰咯吐不出，或大便不畅（不干燥），大便溏等。

瘀血体质

面色多青，或紫暗，或黑，舌质多瘀紫、青，或紫暗，此外，有疼痛（或胸、腹痛，或头痛）、眩晕，或皮下出血、青筋暴露，或月经色暗紫，多瘀块，或停经等。

痰湿体质

面色或无大变化，但多体胖，舌苔多厚腻，或滑腻。此外，有头晕、胸闷、恶心，或咽喉有痰、失眠多梦，或困倦乏力、身体沉重，或大便溏等。

湿热体质

面色多偏黄而油腻，或黄红晦暗，舌苔多黄腻，或黄灰厚腻。此外，有胸脘闷胀、恶心、汗多，或大便溏、排便不畅，或怕热、皮肤起疹，或小便频数，或白带多，有异味等。

寒湿体质

面色多青，或灰白，或暗淡，舌苔多白而厚腻，或滑腻。此外，还有畏寒、脘腹胀、不欲饮，或胃痛，或关节痛，或困重无汗，或大便稀、水样便，或白带清稀无气味。

脾虚体质

面色多萎黄，或苍白、淡白，舌质淡。此外，还有食少、不欲饮食（食欲差）、乏力倦怠，或消瘦，或虚胖无力，或不耐劳，或大便溏，易腹泻，或大便不畅等。

肾虚体质

面色多淡白，或黑，或晦暗，舌质多淡白，舌苔多滑腻、灰黑腻，或舌心有裂纹。此外，还有畏寒、腰酸、站立久了觉得累，或牙龈萎缩、牙齿干枯，或健忘、脑鸣、困倦，或遗精带下，或五更泻，或小便淋涩不畅，或脱发、头发早白。

表虚体质

面色、舌多无明显变化，但表现为易出汗、易感冒、鼻过敏，或恶风，或皮肤过敏，或恶寒，或皮肤干、易皲裂等。

血燥体质

血燥是阴虚或血热所致，面色多红，舌质偏红，舌苔少。此外，有皮肤痒、易过敏，或生痤疮、皮疹，或皮肤干燥，或头发干枯、易脱落，或大便干燥，或失眠多梦等。

望诊是中医四诊的重要内容，《难经》言："望而知之谓之神"，即望是一个心领神会的过程，要达到"神"的境界，就还必须结合闻、问、切诊，才能对人体有一个全面了解。这种望诊的察觉，往往需要经常、细致的留意，反复对照，才能达到。所以，希望大家不妨经常看看自己的脸面、舌头，也对照一下周围的人，这样我们或许就能较及时、准确地发现自己或亲人是否生病，生了什么病，是否严重等。